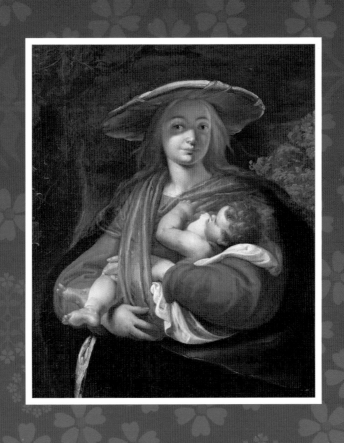

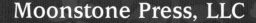

Moonstone Press, LLC

Project Editor/ Editora de proyecto: Stephanie Maze

Senior Editor/ Editora: Karin Kinney

Art Director/ Directora de arte: Alexandra Littlehales

Spanish Editor/ Editora de español: Madelca Dominguez

Translator/ Traductora: Alicia Fuentes-Gargallo

Content development in collaboration with
Monterey County California WIC Program.

Library of Congress Cataloging-in-Publication Data
Breastfeeding around the world. Spanish & English.
Breastfeeding around the world = Amamantar alrededor del mundo / [project editor, Stephanie Maze].
p. cm.
Summary: "Pictorial book supporting importance of breastfeeding for nutritional value, good health and bonding
at the beginning of a child's life"— Provided by publisher.
Content development in collaboration with Monterey County California WIC Program.
ISBN 978-0-9834983-0-8 (hardcover)
1. Breastfeeding—Pictorial works. 2. Mother and child—Pictorial works. 3. Nutrition I. Maze, Stephanie. II. Title.
III. Title: Amamantar alrededor del mundo.
RJ216.B775618 2011
649'.330222--dc23
2011027465

Breastfeeding Around the World
Amamantar alrededor del mundo

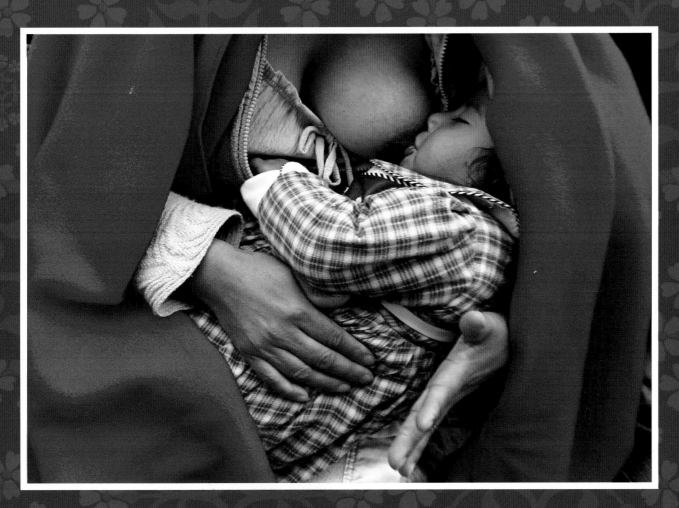

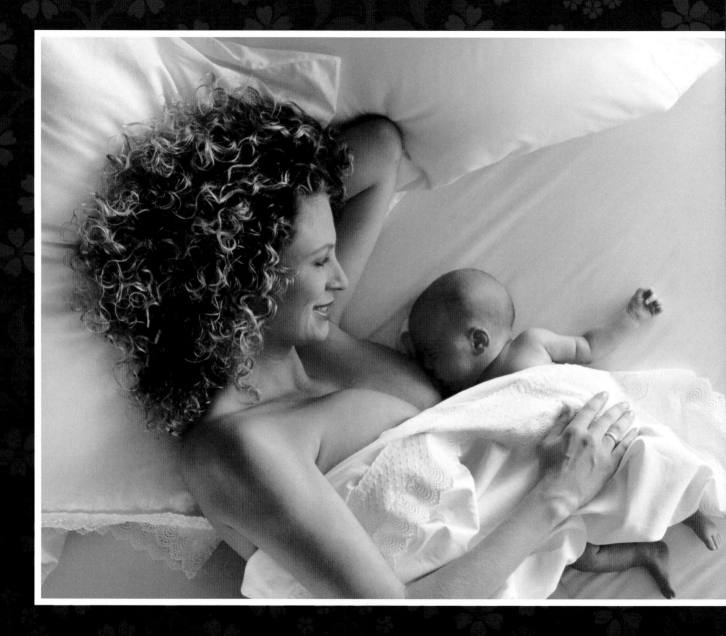

Since the beginning of time, mothers and babies everywhere have shared the bond of breastfeeding. A mother's milk is nature's gift; it is the best food for babies, and it helps them be healthy and happy.

Desde el principio de los tiempos, las madres y los bebés de todo el mundo han compartido el lazo del amamantamiento. La leche de la madre es un regalo de la naturaleza. Es la mejor alimentación para los bebés y los ayuda a mantenerse saludables y felices.

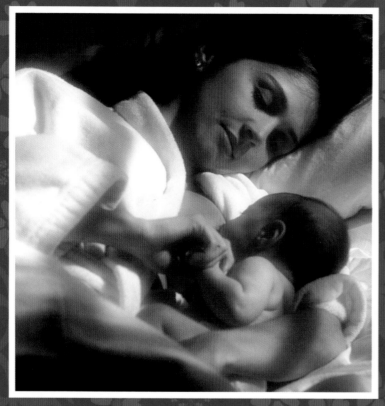

Whether in the United States or faraway in Italy, a baby begins a healthier life because mom offers her child her own milk.

No importa si está en los Estados Unidos o lejos en Italia, un bebé empieza una vida saludable cuando su madre le ofrece su propia leche.

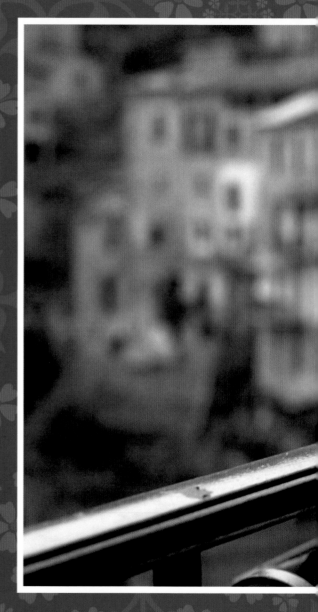

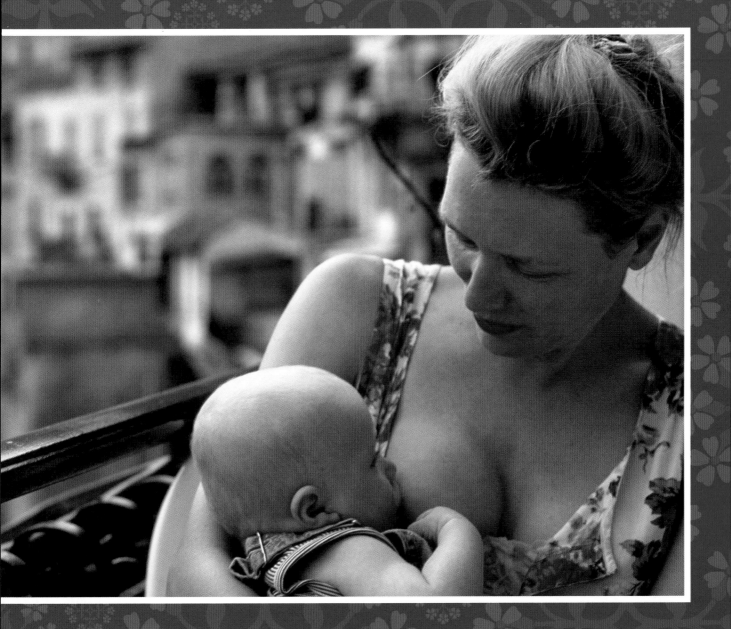

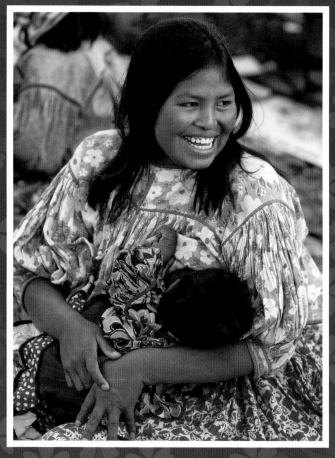

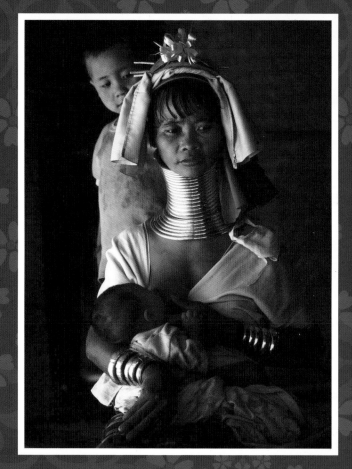

Mothers nurse their babies all over the world—as in this market in Mexico …

Las madres dan el pecho en todas partes del mundo —como en este mercado en México...

… or at home among family members in Thailand …

o en casa, rodeados de miembros de la familia en Tailandia...

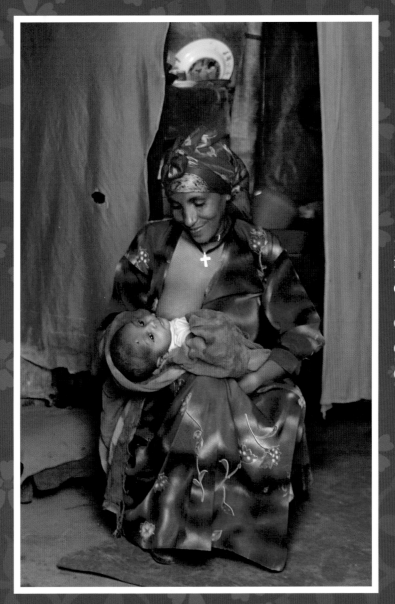

… or even
in the streets
of Ethiopia.

o incluso
en las calles
de Etiopía.

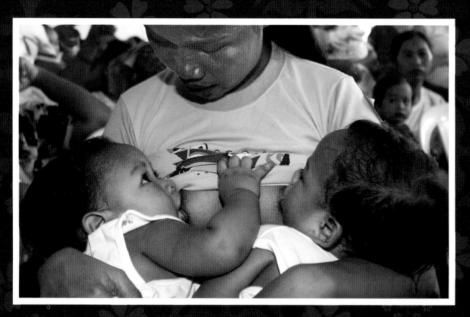

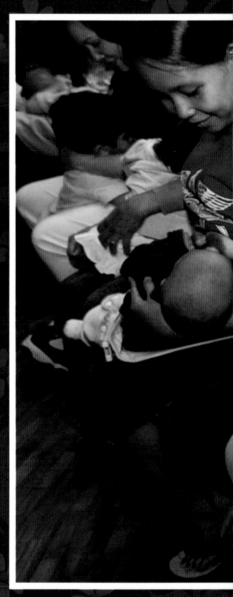

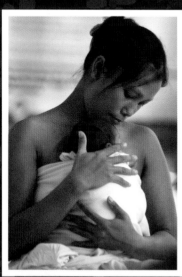

Breastfeeding is just right for one baby or two! A Philippine mother and her twins join others for a breastfeeding celebration.

¡Dar el pecho es perfecto para un bebé o para dos! Una madre filipina y sus gemelos se unen a otros para celebrar el amamantamiento.

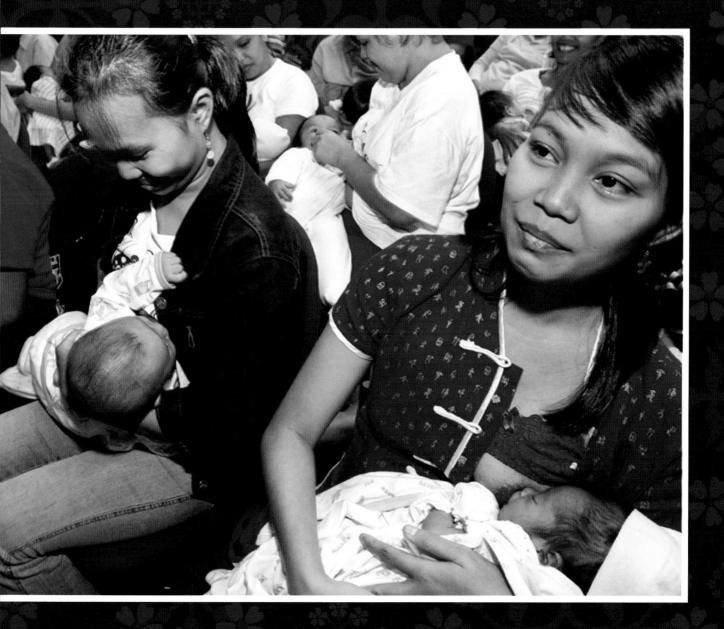

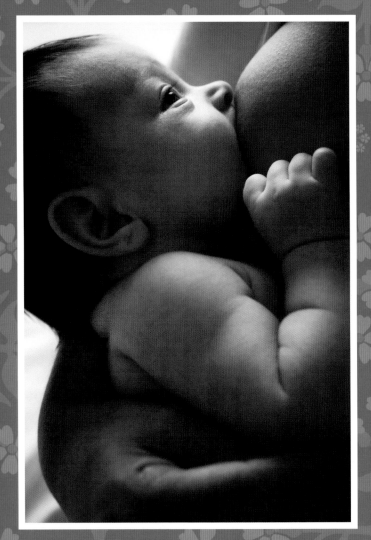

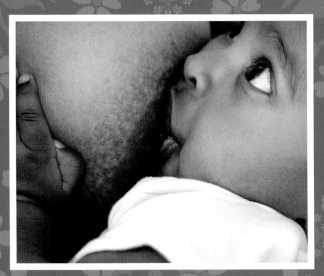

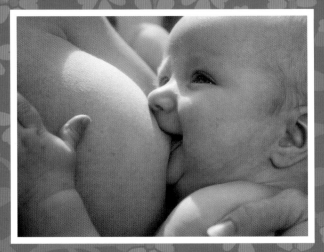

Baby gets the best food possible, while snuggling close to mom. The skin-to-skin touch of breastfeeding helps baby grow healthier and smarter.

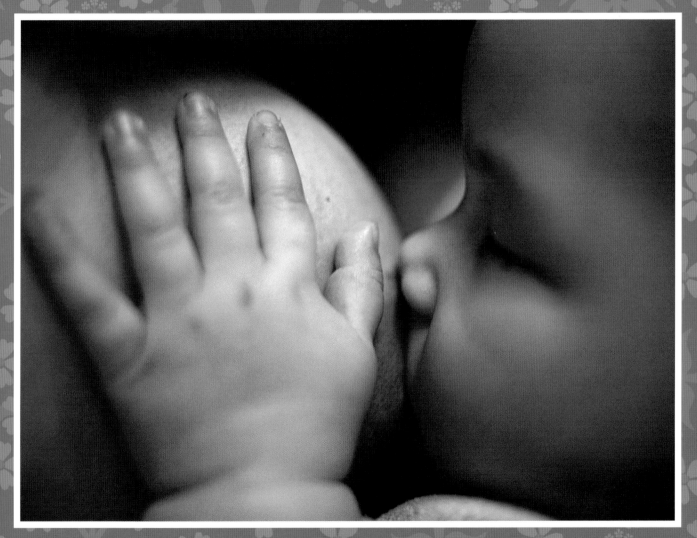

El bebé toma la mejor comida posible mientras se acurruca cerca de su mamá.
El contacto piel con piel gracias al amamantamiento ayuda al bebé a crecer de
forma inteligente y sana.

Breastfeeding can also be the best medicine!
A mother in Uzbekistan nurses her sick baby back
to health, knowing that her milk has exactly what
the baby needs.

¡Amamantar puede ser la mejor medicina
también! Una madre en Uzbekistán da el
pecho a su bebé enfermo para que se recupere,
sabiendo que su leche es exactamente lo que
el bebé necesita.

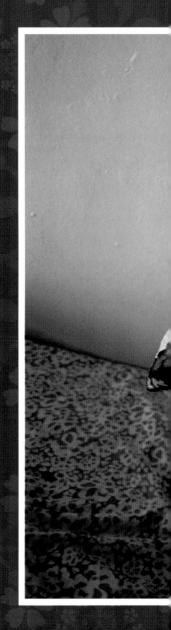

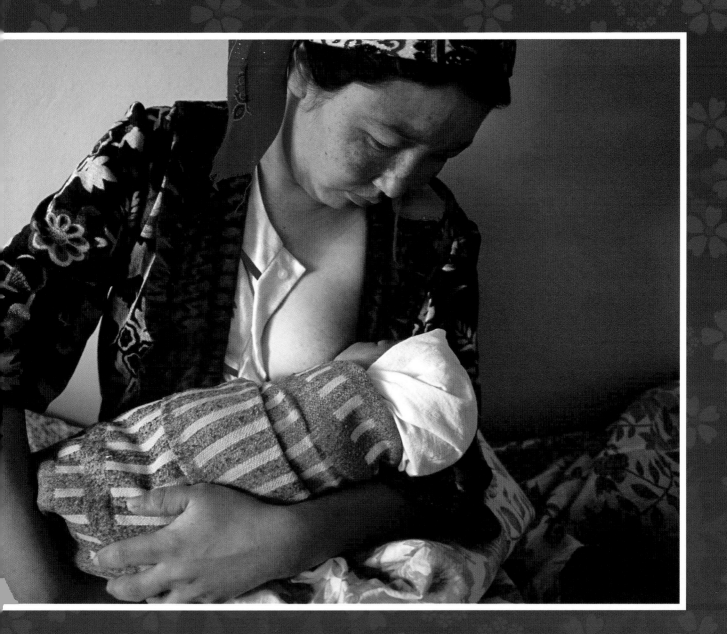

Feeding baby is
a family affair.
When a mom
nurses, families
become closer.
Siblings learn
that breast milk is
baby's best food.

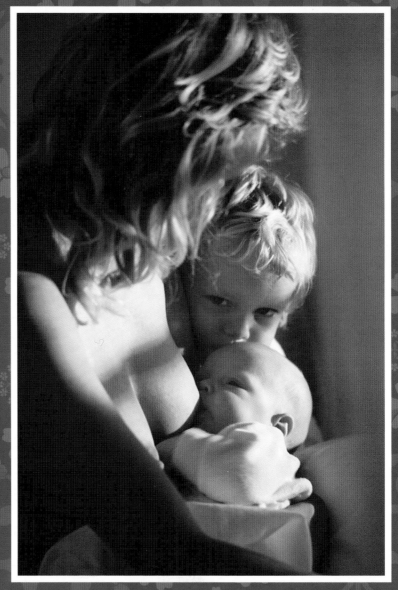

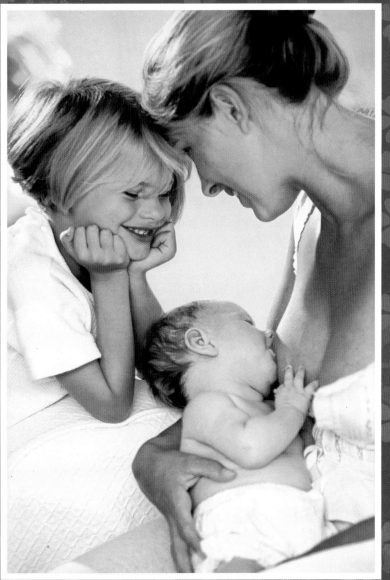

Dar de comer al bebé es un asunto de la familia. Cuando la mamá amamanta, la familia se siente más unida. Los hermanos aprenden que la leche del pecho es la mejor alimentación.

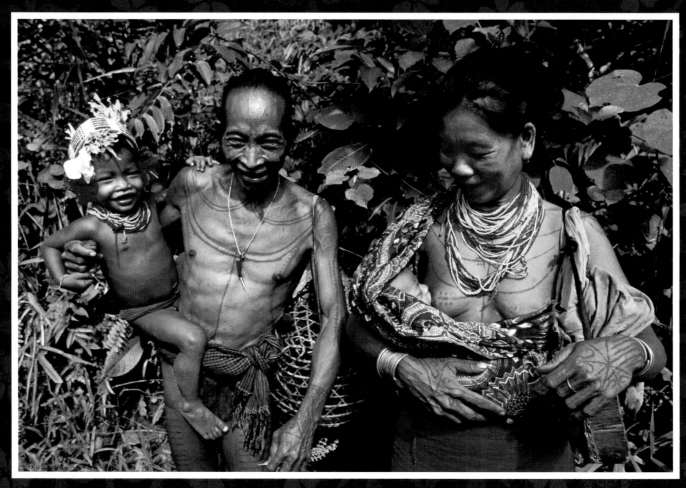

While mothers are busy with a new baby, fathers can help, too, whether in Indonesia or in the United States.

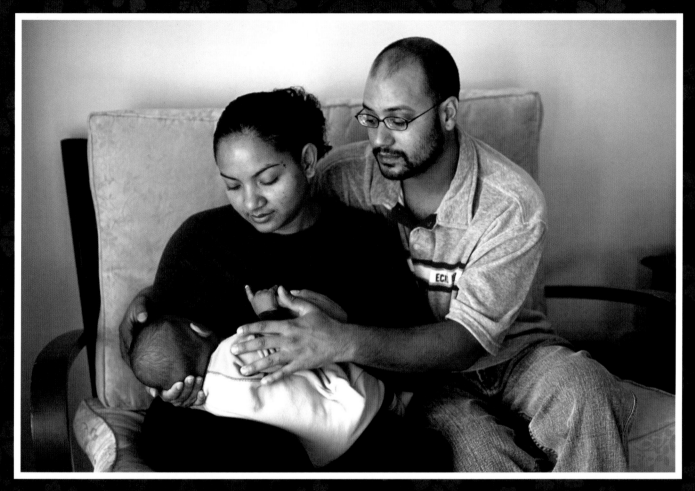

Mientras las madres están ocupadas con el nuevo bebé, los padres pueden ayudar también, ya sea en Indonesia o en los Estados Unidos.

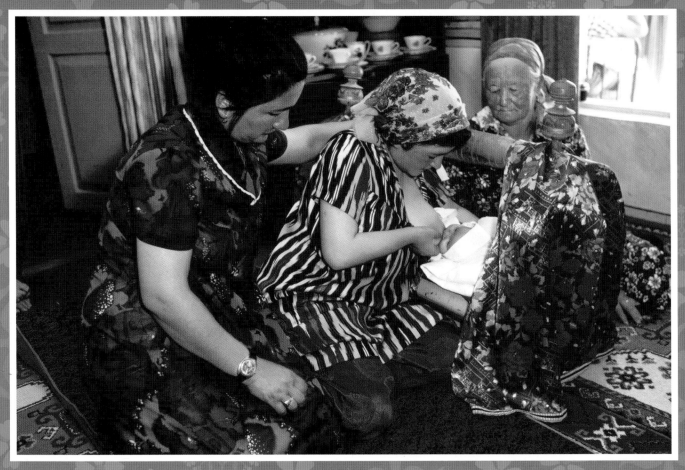

In Afghanistan, a grandmother and great-grandmother assist a new mother with feeding the baby. In India, a midwife helps a baby latch on for nursing. Support in the community is important.

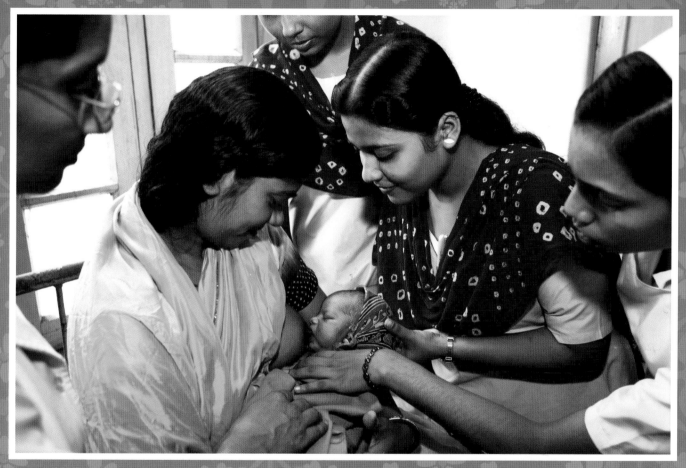

En Afganistán, una abuela y una bisabuela ayudan a la nueva madre a dar el pecho a su bebé. En la India, una partera anima a su bebé a agarrar el pecho. El apoyo de la comunidad es importante.

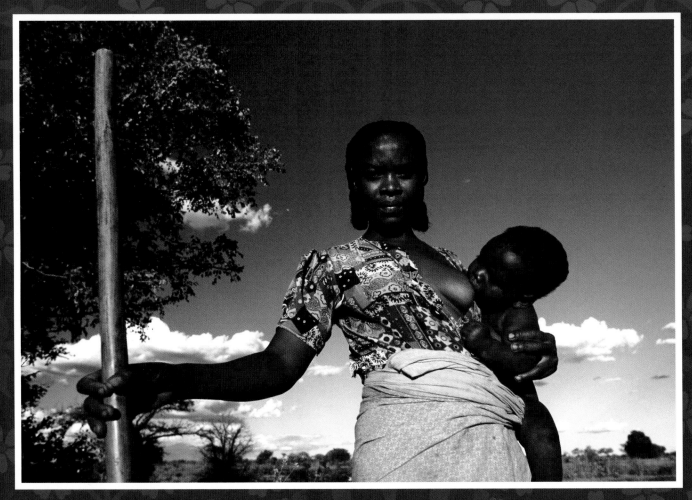

Breastfeeding is part of daily life, even at work in the fields of Madagascar. There are no bottles to carry, and mom's milk is always the right temperature.

Dar el pecho es parte de la vida diaria, incluso en los campos de Madagascar. No se necesita llevar botellas y la leche materna está siempre a buena temperatura.

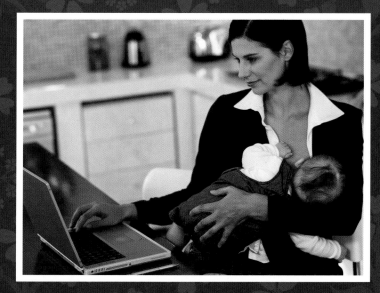

In the United States, employers must give nursing mothers a private place to breastfeed or express milk with a pump.

En los Estados Unidos, los empresarios deben ofrecer a las madres un lugar privado para amamantar a sus bebés o para poder usar un sacaleches.

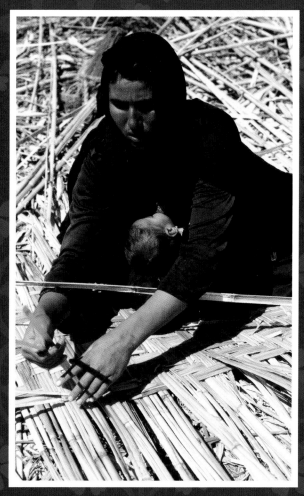

Nursing as she weaves, an Iraqi mom works on a straw mat.

Mientras da el pecho, una mamá iraquí trabaja en un tapete de paja.

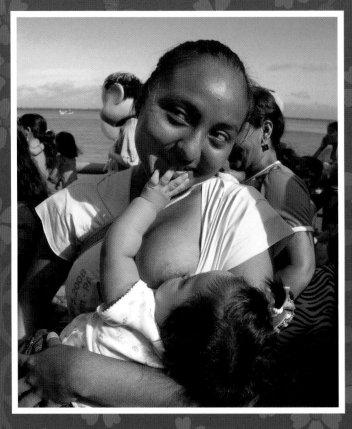

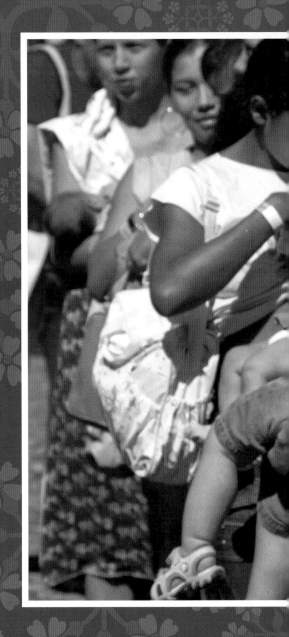

Mothers in Brazil gather together for a national conference to support breastfeeding and bonding.

Estas madres se reúnen en Brasil para asistir a una conferencia nacional de apoyo a la lactancia y a los lazos entre bebés y mamás.

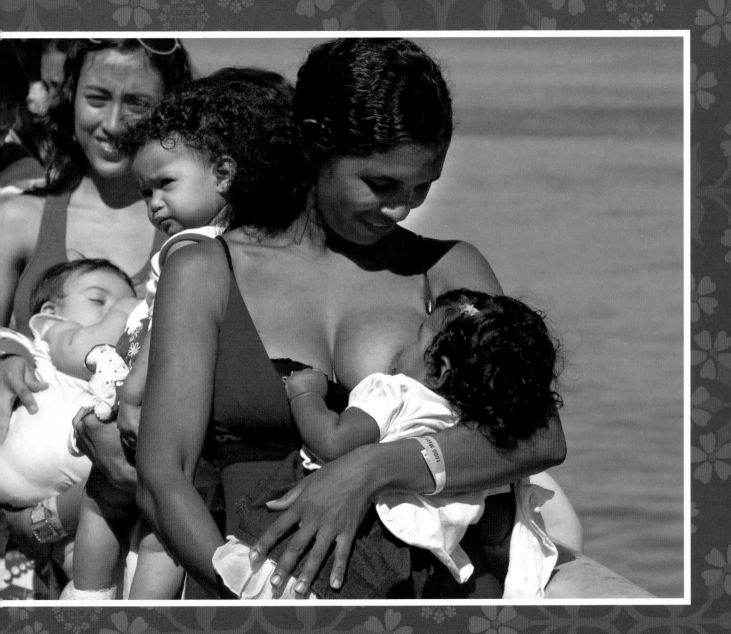

Indoors or outside, breast-feeding is always the right choice. In the United States, laws protect a woman's right to nurse anywhere.

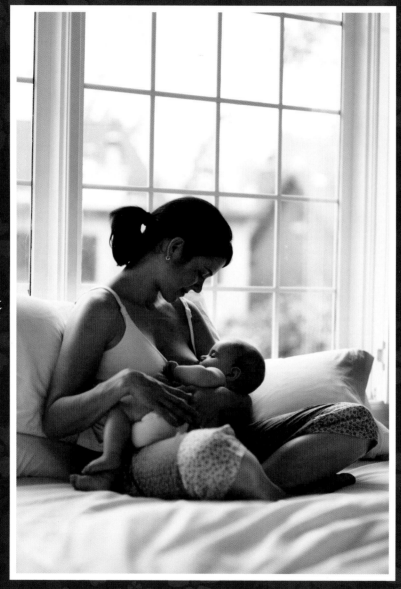

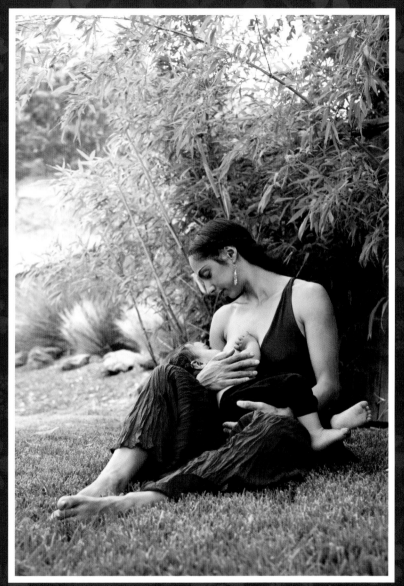

En el interior o en el exterior, amamantar es la mejor opción. En los Estados Unidos, las leyes protegen el derecho de la mujer a dar el pecho en cualquier lugar.

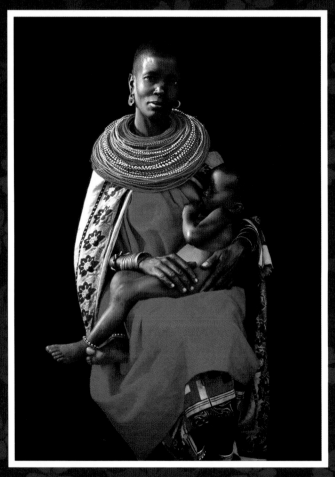

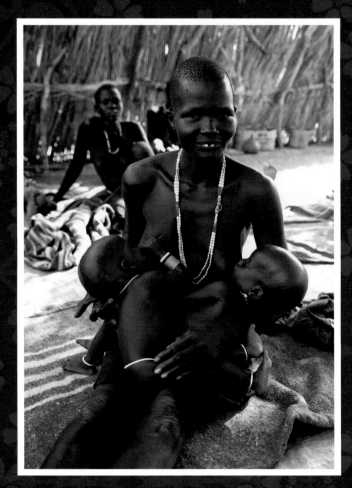

Breastfeeding is global! In Kenya, a mother nurses her toddler.

¡Amamantar es mundial! En Kenia, una madre alimenta a su niño.

In Sudan, twins feel cozy while feeding at the same time.

En Sudán, unos gemelos se acurrucan mientras toman el pecho.

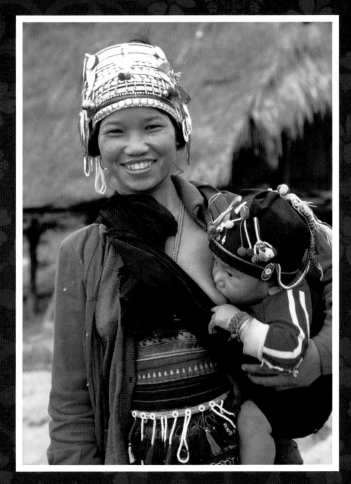

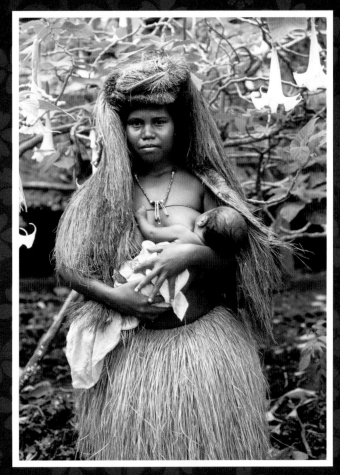

In Laos, travel with a baby is easy.
Milk is always available.

En Laos, viajar con un bebé es fácil.
Siempre hay leche disponible.

And, in New Guinea, breast milk is
the right food at the right time.

Y en Nueva Guinea, la leche
materna es la comida perfecta
en el momento perfecto.

A breastfed baby is a happy baby! Nurses in South Africa cheer the healthy weight gain of a breastfed child. Breastfeeding in the first year of life and beyond protects the baby from many illnesses. It creates a strong bond between mother and child and gives the baby the best possible start in life.

¡Un bebé que amamanta es un bebé felíz! Estas enfermeras en Sudáfrica se alegran del peso ganado por un bebé que amamanta. Dar el pecho durante el primer año de vida y más allá protege al bebé de muchas enfermedades. También crea una fuerte unión entre madre e hijo y le ofrece al bebé el mejor comienzo posible en la vida.

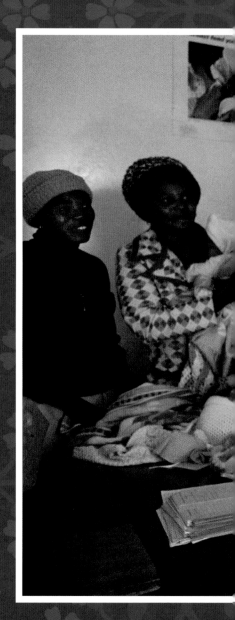

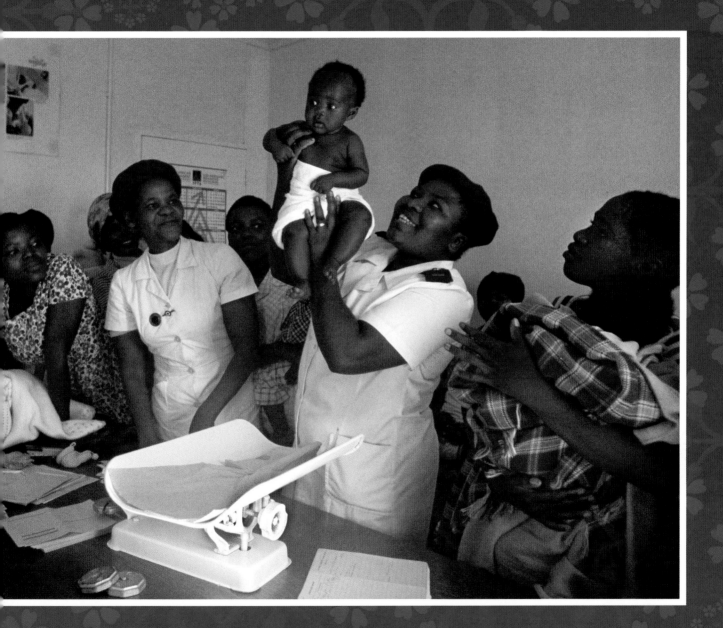

PHOTO CREDITS